全新彩插版

中国公民健康素养

66条图册

云南省健康教育所 组织编写

中国健康传媒集团

中国医药科技出版社

内 容 提 要

　　2015 年 12 月，原国家卫生和计划生育委员会发布了《中国公民健康素养——基本知识与技能及释义 66 条（2015 版）》，即新健康 66 条，这是我国界定公民健康素养的政府文件，包括基本知识与理念、健康生活方式与行为、基本技能三大部分，共 66 条内容。为更好地普及传播健康素养知识，本书以新健康 66 条为底本，对每条内容加以图文并茂的解读。全书语言通俗易懂、插图形象生动，是提高全民健康素养的权威读本，适合学生、社区居民和农民阅读。

图书在版编目（CIP）数据

中国公民健康素养 66 条图册: 全新彩插版 / 云南省健康教育所组织编写 . — 北京 : 中国医药科技出版社， 2016.10

ISBN 978-7-5067-8717-8

Ⅰ . ①中…　Ⅱ . ①云…　Ⅲ . ①健康教育－中国－图集　Ⅳ . ① R193-64

中国版本图书馆 CIP 数据核字（2016）第 230308 号

美术编辑　陈君杞
版式设计　锋尚设计

出版　**中国健康传媒集团**｜中国医药科技出版社
地址　北京市海淀区文慧园北路甲 22 号
邮编　100082
电话　发行：010-62227427　邮购：010-62236938
网址　www.cmstp.com
规格　880 × 1230mm　$^1/_{32}$
印张　$3^1/_4$
字数　62 千字
版次　2016 年 10 月第 1 版
印次　2023 年 11 月第 10 次印刷
印刷　北京盛通印刷股份有限公司
经销　全国各地新华书店
书号　ISBN 978-7-5067-8717-8
定价　25.00 元

获取新书信息、投稿、为图书纠错，请扫码联系我们。

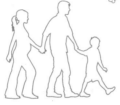

中国公民
健康素养
66条图册

　　健康素养是指个人获取和理解基本健康信息和服务，并运用这些信息和服务做出正确决策，以维护和促进自身健康的能力。提升居民健康素养，是促进人民群众健康生活方式形成、改善人民群众健康状况的重要策略和措施，也是健康中国建设的重要抓手。

　　2008 年，原卫生部发布了第 3 号公告《中国公民健康素养——基本知识与技能（试行）》，即健康 66 条。2015 年 12 月，原国家卫生和计划生育委员会对原 66 条进行了精心修订，并向全社会发布，即新健康 66 条。新健康 66 条包含基本知识与理念、健康生活方式与行为、基本技能三个方面，集科学性、知识性、实用性于一体，是所有关注自身健康、关爱他人健康的中国公民都应该学习和掌握的健康素养。

　　为更好地普及和传播新健康 66 条，云南省健康教育所组织专业人员以《中国公民健康素养——基本知识与技能及释义 66 条（2015 版）》为底本，对每一条内容加以图文并茂的解读，形成了本图册。

　　衷心希望每一位读者都能在通俗易懂的绘图和清晰明了的文字中，获取健康的知识与信息，并由此采纳和养成健康的生活方式与行为，掌握健康技能，有效地促进健康，增进幸福。

编者

2016 年 8 月

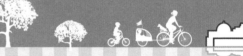

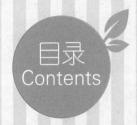

目录
Contents

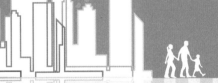

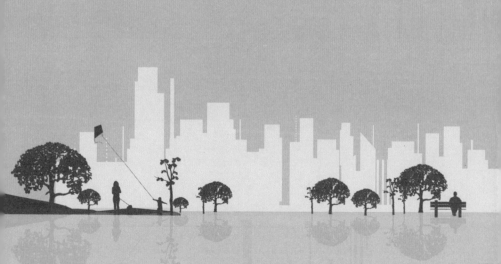

一、基本知识和理念

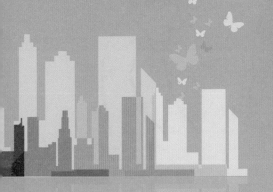

15

健康不仅仅是没有疾病或虚弱，而是身体、心理和社会适应的完好状态。

世界卫生组织（WHO）提出的这个定义提示我们：健康不仅仅是无疾病、不虚弱，它还涉及身体、心理和社会适应三个方面的良好状态。

身体健康表现为体格健壮，人体各器官功能良好。

心理健康是指一种良好的心理状态，能够恰当地认识和评

图解
TUJIE

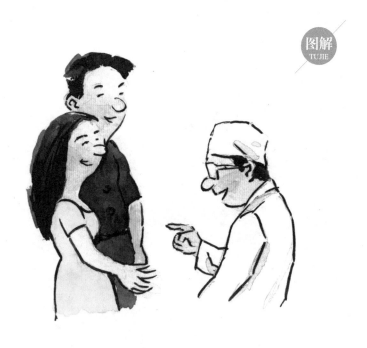

价自己和周围的人和事，有和谐的人际关系（包括家庭成员、朋友、同事等），情绪稳定，行为有目的性，不放纵，能够应对生活中的压力，能够正常学习、工作和生活，对家庭和社会有所贡献。

社会适应是指通过自我调节保持个人与环境、社会及在人际交往中的均衡与协调。

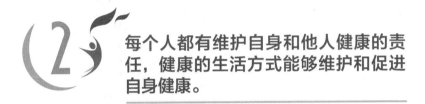

25 **每个人都有维护自身和他人健康的责任，健康的生活方式能够维护和促进自身健康。**

每个人都有获取自身健康的权利，也有不损害和（或）维护自身及他人健康的责任。

每个人都可以通过采取并坚持健康的生活方式获取健康，提高生活质量。预防为主，越早越好，选择健康的生活方式是最好的人生投资。

提高公民的健康水平，需要国家和社会全体成员共同努力，营造一个有利于健康的支持性环境。

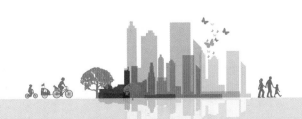

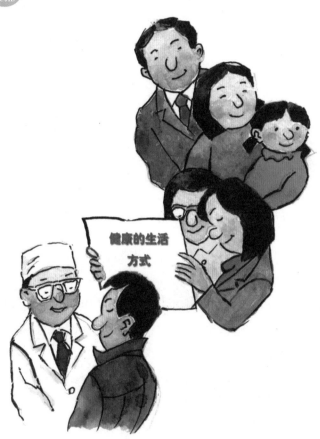

健康的生活

方式

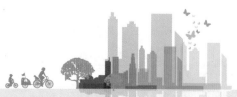

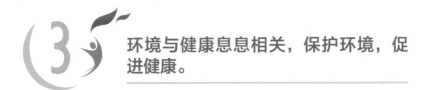

3 环境与健康息息相关，保护环境，促进健康。

人类所患的许多疾病都与环境污染有很大的关系。无节制地消耗资源和污染环境是造成环境恶化的根源。每个人都有爱护环境卫生、保护环境不受污染的责任。

要遵守保护环境的法律法规，遵守讲究卫生的社会公德，自觉养成节约资源、不污染环境的良好习惯，努力营造清洁、舒适、安静、优美的环境，为保护和促进人类健康做贡献。

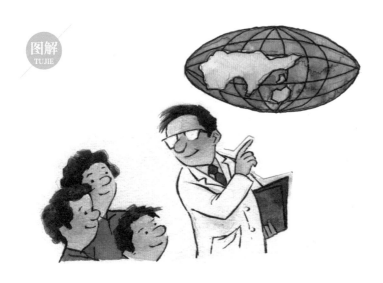

图解 TUJIE

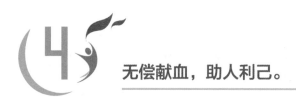

45 无偿献血，助人利己。

献血救人，是人类文明的表现。无偿献血利国、利己、利家人。

适量献血是安全、无害的。健康的成年人，每次采集的血液量一般为200毫升，最多不得超过400毫升，两次采集间隔期不少于6个月。

《中华人民共和国献血法》规定，"国家提倡十八周岁至五十五周岁的健康公民自愿献血"，"对献血者，发给国务院卫生行政部门制作的无偿献血证书，有关单位可以给予适当补贴"。

血站是采集、提供临床用血的机构，一定要到国家批准的正规血站献血。

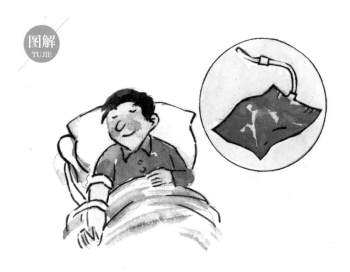

图解 TUJIE

5 每个人都应当关爱、帮助、不歧视病残人员。

艾滋病、乙肝等传染病病原携带者，精神障碍患者，残疾人都应得到人们的理解、关爱和帮助，这不仅是预防、控制疾病流行的重要措施，也是人类文明的表现，更是经济、社会发展的需要。

在生活、工作、学习中，要接纳艾滋病、乙肝等传染病病原携带者和患者，不要让他们感受到任何歧视。要鼓励他们和

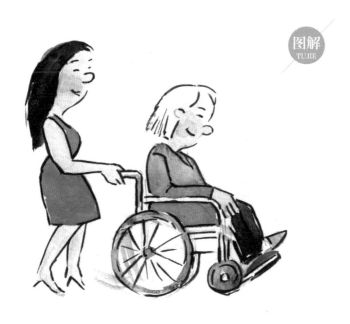

图解 TUJIE

疾病作斗争，积极参与疾病的防治工作。对精神障碍患者，要帮助他们回归家庭、社区和社会；患者的家庭成员要积极帮助他们接受治疗和康复训练，担负起照料和监护责任。对残疾人和康复后的精神障碍患者，单位和学校应该理解、关心和接纳他们，为他们提供适当的工作和学习条件。

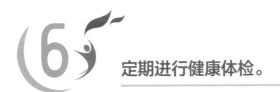

定期进行健康体检。

定期进行健康体检，了解身体健康状况，及早发现健康问题和疾病。检查中发现的健康问题和疾病，应及时就医。有针对性地改变不良的生活习惯和行为习惯，减少健康危险因素。

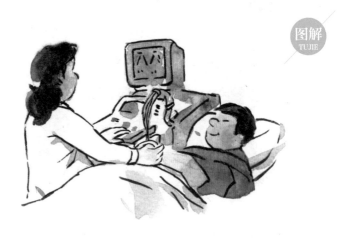

图解
TUJIE

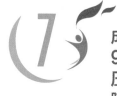

成年人的正常血压为收缩压 ≥ 90mmHg 且 < 140 mmHg，舒张压 ≥ 60mmHg 且 < 90 mmHg；腋下体温 36℃ ~ 37℃；平静呼吸 16 ~ 20次/分；心率60 ~ 100次/分。

正常成年人血压收缩压大于等于90mmHg，小于140 mmHg，舒张压大于等于60mmHg，小于90 mmHg。白天略高，晚上略低，冬季略高于夏季。运动、紧张等也会暂时升高。脉压是收缩压与舒张压的差值，正常为30 ~ 40 mmHg。收缩压达到130 ~ 139 mmHg或舒张压达到85 ~ 89 mmHg时，称血压正常高值，应当向医生咨询。

图解
TUJIE

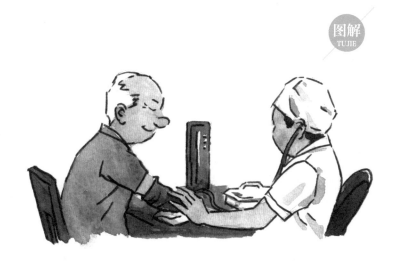

成年人正常腋下体温为36℃～37℃，早晨略低，下午略高，1天内波动不超过1℃，运动或进食后体温会略微增高。体温高于正常范围称为发热，低于正常范围称为体温过低。

成年人安静状态下呼吸频次为16～20次/分，老年人略慢；呼吸频次超过24次/分为呼吸过速，见于发热、疼痛、贫血、甲亢及心衰等；呼吸频次低于12次/分为呼吸过缓。

成年人安静状态下正常心率为60～100次/分，超过100次/分为心动过速，低于60次/分为心动过缓，心率的快慢受年龄、性别、运动和情绪等因素的影响。

接种疫苗是预防一些传染病最有效、最经济的措施，儿童出生后应按照免疫规划程序接种疫苗。

疫苗是指为了预防、控制传染病的发生、流行，用于人体预防接种的预防性生物制品。对于疫苗可预防疾病来说，相对于疾病所造成的致死、致残风险和经济、精神损失，接种疫苗所花费的钱是很少的。接种疫苗是预防传染病最有效、最经济的手段。

疫苗分为两类，一类疫苗和二类疫苗。一类疫苗是指政府免费向公民提供，公民应当依照政府的规定受种的疫苗；二类疫苗是指由公民自费并且自愿受种的其他疫苗。

我国实施国家免疫规划，现纳入国家免疫规划的疫苗种类

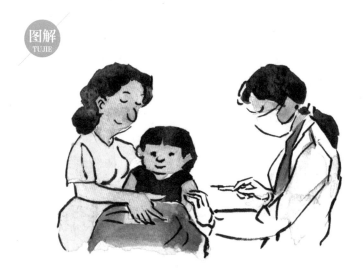

有乙肝疫苗、卡介苗、脊髓灰质炎疫苗、百日咳白喉破伤风联合疫苗、麻疹风疹联合疫苗、麻疹风疹腮腺炎联合疫苗、A群流脑疫苗、A+C群流脑疫苗、乙脑疫苗、甲肝疫苗、白喉破伤风联合疫苗、出血热疫苗、碳疽疫苗和钩端螺旋体疫苗，预防15种传染病

我国对儿童实行预防接种证制度。儿童出生1个月内应办理预防接种证，每次接种疫苗时应携带预防接种证，儿童在入托、入学时需要查验预防接种证。预防接种是儿童的基本权利，儿童监护人应按照程序按时带孩子接种疫苗，因故错过接种的要尽快补种。

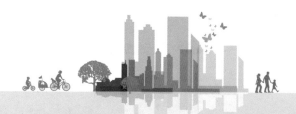

在流感流行季节前接种流感疫苗可减少患流感的机会或减轻患流感后的症状。

　　流行性感冒（流感）不同于普通感冒，是一种严重的呼吸道传染病。流感病毒致病性强，传播迅速，每年可引起季节性流行，严重危害公众健康。儿童、老年人、体弱者免疫力低，抵抗力弱，是流感病毒感染的高危人群。

　　在流感流行季节前接种和流感病毒匹配的流感疫苗可预防流感，减少患流感的机会或减轻患流感后的症状。儿童、老人、体弱者等容易感染流感的人群，应当在医生的指导下接种流感疫苗。由于流感病毒常常发生变异，流感疫苗需每年接种方能获得有效保护。

图解
TUJIE

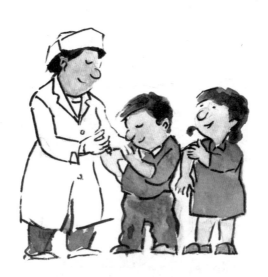

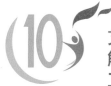

10 艾滋病、乙肝和丙肝通过血液、性接触和母婴三种途径传播，日常生活和工作接触不会传播。

艾滋病、乙肝和丙肝病毒主要通过血液、性接触和母婴途径传播。血液传播是指含有病毒的血液经破损皮肤和黏膜暴露而传播。或含有病毒的血液通过输血或者血液制品而传播。与

图解
TUJIE

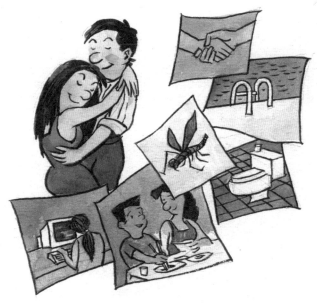

感染者共用针头和针具、输入被感染者的血或血成分、移植感染者的组织或器官可造成传播；与感染者共用剃须刀和牙刷、纹身和针刺也可能引起传播。性接触传播是指（异性或同性）无防护性行为引起的传播，不使用安全套的性行为就会由于生殖体液的接触而传播。母婴传播是指感染病毒的母亲经胎盘或分娩将病毒传给胎儿，也可以通过哺乳传给婴儿。

艾滋病、乙肝和丙肝病毒都不会借助空气、水或食物传播。在日常工作和生活中，与艾滋病、乙肝和丙肝病人或感染者的一般接触不会被感染。艾滋病、乙肝和丙肝不会经马桶圈、电话机、餐饮具、卧具、游泳池或公共浴池等公共设施传播，不会通过一般社交上的接吻、拥抱传播，也不会通过咳嗽、蚊虫叮咬等方式传播。

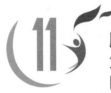

11 肺结核主要通过病人咳嗽、打喷嚏、大声说话等产生的飞沫核传播；出现咳嗽、咳痰 2 周以上，或痰中带血，应及时检查是否得了肺结核。

肺结核病是由结核分枝杆菌（结核菌）引起的呼吸道传染病。痰涂片阳性的肺结核病人是主要的传染源，具有传染性的病人通过咳嗽、打喷嚏、大声说话产生的飞沫核（微小颗粒）传播结核菌。健康人吸入带有结核菌的飞沫核就会形成结核感染，人体感染结核菌之后少数人会发病，发病与否主要取决于人体体抗力和结核菌毒力。

　　连续2周以上咳嗽、咳痰，或痰中带血通常是肺结核的常见症状；有肺结核可疑症状者要及时到结核病定点医疗机构就诊。早期诊断和及时治疗可以提高治愈率，减少传染他人的可能性。

图解
TUJIE

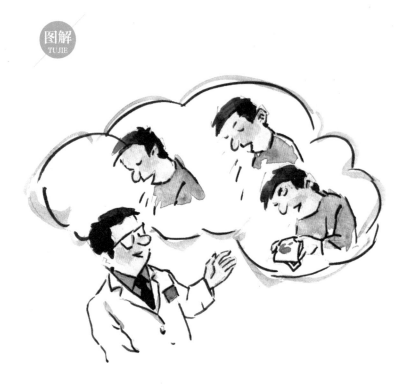

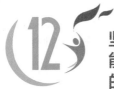

12 坚持规范治疗，绝大部分肺结核病人能够治愈，并能有效预防耐药结核病的产生。

肺结核病人应到所在地的结核病定点医院或者结核病防治机构接受规范检查和治疗。

肺结核病人需要接受为期6～8个月直接督导下的短程化疗，这是当前治疗结核病的最主要方法。规范治疗2～3周后，肺结核病人的传染性就会大大降低。得了肺结核病并不可怕，只要按照医生要求，坚持全程、按时、按量服药，坚持规范治疗，大多数结核病人是可以治愈的。私自停药或间断服药不但易导致治疗失败和疾病复发，还有可能产生耐药。耐药结核病患者治疗时间更长（18～24个月）、治疗费用更大，而且治愈率较低。

图解
TUJIE

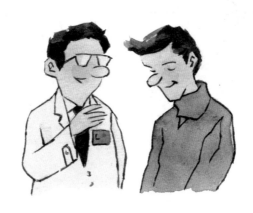

传染期肺结核病人应该尽量避免去公共场所，必须外出时应佩戴口罩。要做到不随地吐痰，咳嗽、打喷嚏时要掩住口鼻，减少结核菌的传播。与感染性结核患者接触，出入较高危险场所（如医院、结核科门诊等）时，建议佩戴医用防护口罩。家庭中有传染性肺结核病人时应尽量采取适当的隔离措施，避免家人受到传染。

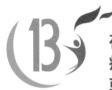 **在血吸虫病流行区，应尽量避免接触疫水；接触疫水后，应及时进行检查或接受预防性治疗。**

血吸虫病是严重危害人体健康的寄生虫病，人和家畜接触了含有血吸虫尾蚴的水体（简称"疫水"），就会感染血吸虫病。血吸虫感染集中发生在每年的4～10月。

预防血吸虫病，不要接触有钉螺（血吸虫病传播的中间宿主）孳生地的湖、河、塘及水渠的水体，不要在可能含有血吸虫尾蚴的水中游泳、戏水、打草、捕鱼、捞虾、洗衣、洗菜或进行其他活动。因生产、生活和防汛需要接触疫水时，要采取涂抹防护油膏、穿戴防护用品等措施。接触疫水后，要及时到当地医院或血吸虫病防治机构进行检查或接受预防性治疗。

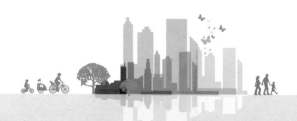

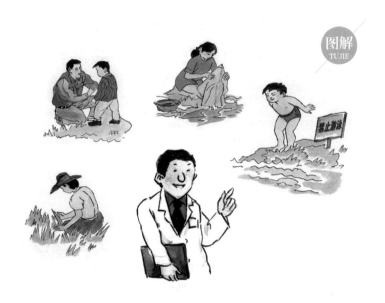

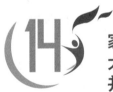

145 家养犬、猫应接种狂犬病疫苗；人被犬、猫抓伤、咬伤后，应立即冲洗伤口，并尽快注射抗狂犬病免疫球蛋白（或血清）和狂犬病疫苗。

　　狂犬病是由狂犬病病毒引起的急性传染病，主要由携带狂犬病病毒的犬、猫等动物咬伤所致，一旦引起发病，病死率达100%。

　　狂犬病暴露分为三级：接触或者喂养动物，或者完好的皮肤被舔舐，为I级暴露；裸露的皮肤被轻咬，或者无血的轻微抓伤、擦伤为Ⅱ级暴露；单处或多处贯穿性皮肤咬伤或抓伤，或破损皮肤被舔，或者开放性伤口、黏膜被污染为Ⅲ级暴露。Ⅰ级暴露者，无需进行处置；Ⅱ级暴露者，应当立即处理伤口并接种人用狂犬病疫苗；Ⅲ级暴露者，应当立即处理伤口并注射狂犬病免疫球蛋白或血清，随后接种人用狂犬病疫苗。狂犬病疫苗一定要按照程序按时、全程接种。

　　为控制狂犬病传播，饲养者要为犬、猫接种兽用狂犬病疫苗，防止犬、猫发生狂犬病并传播给人。带犬外出时，要使用犬链，或给犬戴上笼嘴，防止咬伤他人。

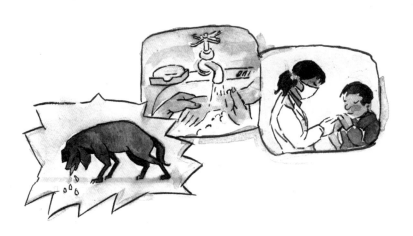

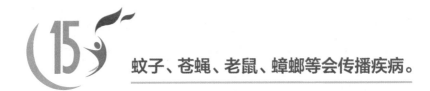

15

蚊子、苍蝇、老鼠、蟑螂等会传播疾病。

蚊子可以传播疟疾、乙脑、登革热等疾病。搞好环境卫生，消除蚊子孳生地。蚊幼虫生活在水中，要将环境中的各类积水加以清理，无法清理的积水可定期投放杀蚊幼剂。根据情况选用纱门、纱窗、蚊帐、蚊香、杀虫剂等防蚊灭蚊用品，防止蚊子叮咬。

苍蝇可以传播霍乱、痢疾、伤寒等消化道疾病。搞好环境卫生，管理好垃圾、粪便、污物，消除苍蝇孳生地。不乱丢垃圾，生活垃圾袋装化。不随地大小便，处理好宠物粪便。安装纱门、纱窗、防蝇门帘等防蝇设施，切断苍蝇侵入途径。保管好食物，防止苍蝇叮爬。灭蝇措施可优先使用苍蝇拍、灭蝇灯、

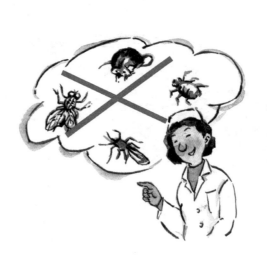

图解 TUJIE

粘蝇纸（带、绳）等物理方法。

老鼠可以传播鼠疫、流行性出血热、钩端螺旋体病等多种疾病。搞好环境卫生，减少老鼠的藏身之地。安装防鼠门、防鼠网、封堵孔洞等。保管好食品，减少老鼠对食物的污染。杀灭老鼠可以用鼠夹、鼠笼、粘鼠板等捕鼠工具，还可以使用安全、高效的药物。要注意灭鼠药的保管和使用方法，防止人畜中毒。

蟑螂可以传播痢疾、伤寒等多种疾病，其排泄物与尸体中的蛋白还可引起过敏性鼻炎和哮喘。蟑螂多生活在温暖、潮湿、食物丰富的环境中，保持室内干燥、清洁，可以减少蟑螂的孳生。要将食物密闭存放，餐具用热水冲洗干净，炉灶等处保持清洁，及时清理餐厨垃圾。可以使用杀蟑毒饵等药物或粘蟑纸杀灭蟑螂。

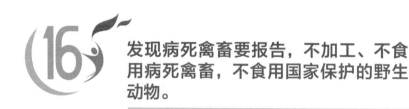

16 发现病死禽畜要报告，不加工、不食用病死禽畜，不食用国家保护的野生动物。

许多疾病可以通过动物传播，如鼠疫、狂犬病、传染性非典型肺炎、高致病性禽流感、包虫病、绦虫兵和囊虫病、血吸

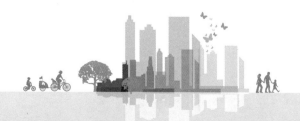

虫病等。预防动物源性疾病传播，要做到：接触禽畜后要洗手；不与病畜、病禽接触；不加工、不食用病死禽畜；不加工、不食用未经卫生检疫合格的禽畜肉；不吃生的或未煮熟煮透的禽畜肉；不食用野生动物。

发现病死禽畜要及时向畜牧部门报告，并按照畜牧部门的要求妥善处理病死禽畜。

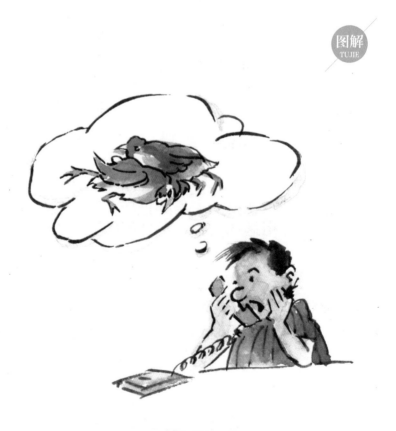

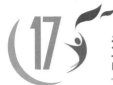

17 关注血压变化，控制高血压危险因素，高血压患者要学会疾病自我管理。

在未使用降压药物的情况下，非同日3次测量收缩压≥140mmHg和（或）舒张压≥90mmHg，可诊断为高血压。患者有高血压病史，目前正在服用抗高血压药物，血压虽低于140/90 mmHg，仍诊断为高血压。

超重或肥胖、高盐饮食、吸烟、长期饮酒、长期精神紧张、体力活动不足者是高血压的高危人群。

高血压患者应遵医嘱服药，定期测量血压和复查。高血压高危人群及高血压患者要养成健康的行为生活方式，食盐摄入量不应超过6克/日，应多吃水果和蔬菜，减少油脂摄入，做到合理膳食、控制体重、戒烟限酒、适量运动、减轻精神压力、

图解 TUJIE

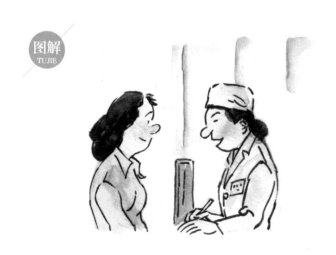

保持心理平衡。

普通高血压患者的血压（收缩压和舒张压）均应严格控制在140/90mmHg以下；糖尿病、慢性肾病、稳定性冠心病、脑卒中后患者的血压控制更宜个体化，一般可以降至130/80mmHg以下；老年人收缩压降至150mmHg以下。如能耐受，以上全部患者的血压水平还可以进一步降低。

根据国家基本公共卫生服务项目的要求，乡镇卫生院（村卫生室）、社区卫生服务中心（站）为辖区居民提供高血压管理服务。血压正常者应至少每年测量1次血压，高危人群至少每6个月测量1次血压，并接受医务人员的健康指导。高血压患者每年至少接受4次面对面随访，并在社区医生的指导下做好疾病自我管理。

高血压患者应掌握家庭自测血压方法，做好血压自我监测。

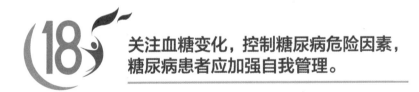

18 关注血糖变化，控制糖尿病危险因素，糖尿病患者应加强自我管理。

出现糖尿病症状加上随机血糖≥11.1mmol/L，或空腹血糖≥7.0mmol/L或糖负荷2小时血糖≥11.1mmol/L，可诊断为糖尿病。空腹血糖（FBG）在6.1mmol/L≤FBG<7.0mmol/L或糖负荷2小时血糖（2hPG）在7.8mmol/L≤2hPG<11.1mmol/L为糖调节受损，也称糖尿病前期，是糖尿病的极高危人群。

具备以下因素之一，即为糖尿病高危人群：处于糖尿病前期、超重或肥胖、高血压、血脂异常、糖尿病家族史、妊娠糖尿病史、巨大儿（出生体重≥4Kg）生育史。

糖尿病患者应全面了解糖尿病知识，遵医嘱用药，定期监测血糖和血脂，控制饮食，适量运动，不吸烟，不喝酒，加强自我健康管理，预防和减少并发症。

根据国家基本公共卫生服务项目的要求，乡镇卫生院（村卫生室）、社区卫生服务中心（站）为辖区居民提供糖尿病管理服务。对2型糖尿病高危人群进行针对性的健康教育和健康指导，建议其每年至少测量1次空腹血糖；对确诊的2型糖尿病患者，每年提供4次免费空腹血糖检测，至少进行4次面对面随访。

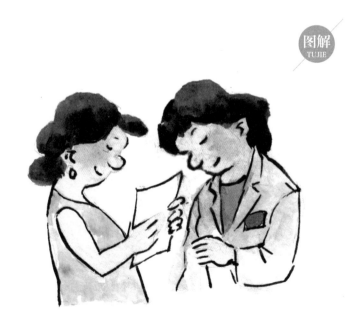

19

积极参加癌症筛查，及早发现癌症和癌前病变。

癌症筛查和早期检测是发现癌症和癌前病变的重要途径，有利于癌症的早期发现和及时治疗，应积极参加癌症定期检查。成年女性应定期参加宫颈癌和乳腺癌筛查，还应进行乳腺自我检查。国家为部分地区农村妇女提供免费的宫颈癌、乳腺癌检查。国家在部分农村高发地区和城市地区开展肺癌、上消化道癌、大肠癌、结肠癌、肝癌、鼻咽癌等癌症筛查和早诊早治工作。

采取健康生活方式可以预防多种癌症的发生。如戒烟可降低患肺癌的风险；合理饮食可减少结肠癌、乳腺癌、食管癌、肝癌和胃癌的发生；预防和治疗人乳头瘤病毒，可减少宫颈癌的发生。

图解 TUJIE

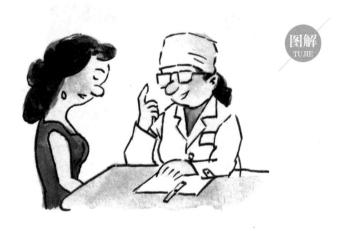

早发现、早诊断、早治疗是提高癌症治疗效果的关键。重视癌症的早期征兆，发现异常情况及时就医。

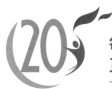 **每个人都可能出现抑郁和焦虑情绪，正确认识抑郁症和焦虑症。**

情绪是人类对于各种认知对象的一种内心感受或态度，是人们对工作、学习、生活环境以及他人行为的一种情感体验。情绪分为积极情绪和消极情绪。积极情绪又称正面情绪，主要表现为爱、愉悦、满足、自豪等，使人感到有信心、有希望、充满活力；消极情绪又称负面情绪，主要表现为忧愁、悲伤、痛苦、恐惧、紧张、焦虑等，过度的消极情绪会对人的身心造成不良影响，严重时可能发展为抑郁症和焦虑症等。

抑郁症和焦虑症是两种常见的精神障碍。出现心情压抑、愉悦感缺乏、兴趣丧失，伴有精力下降、食欲下降、睡眠障碍、自我评价下降、对未来感到悲观失望等表现，甚至有自伤、自杀的念头或行为，持续存在2周以上，就有可能患了抑郁症。突然或经常莫名其妙地感到紧张、害怕、恐惧，常伴有明显的心慌、出汗、头晕、口干、呼吸急促等躯体症状，严重时有濒死感、失控感，如经常频繁发生，就有可能患了焦虑症。

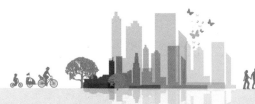

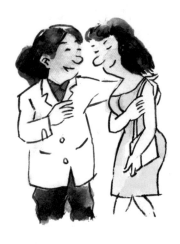

　　一过性的或短期的抑郁和焦虑情绪，可通过自我调适或心理咨询予以缓解和消除，不用过分担心。如果怀疑自己患有抑郁症和焦虑症，不要有病耻感，要主动就医，及时、规范治疗。抑郁症和焦虑症都是由多种因素造成的大脑疾病，不要歧视抑郁症和焦虑症患者。

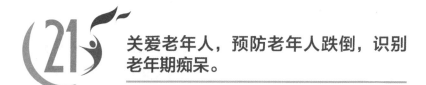

21 关爱老年人，预防老年人跌倒，识别老年期痴呆。

　　关爱老年人，尊重老年人的思维方式和自主选择，力所能及地为老年人创造更好的生活环境，支持和鼓励老年人树立新的社会价值自信和家庭价值自信。

　　跌倒是造成65岁及以上人群因伤害致死的第一位原因，老年人需要增强防跌倒意识。家居环境中尽可能减少障碍物；改善家中照明，保证照明亮度；地面要防滑，并保持干燥；在马桶旁、浴缸旁安装扶手；淋浴室地板上应放置防滑橡胶垫。老年人要选择适合自己的体育锻炼方式，坚持锻炼，增强自身抗跌倒能力和平衡能力。

　　老年期痴呆是老年期常见的一组慢性进行性精神衰退性疾病，表现为记忆力、计算力、判断力、注意力、抽象思维能力、语言功能减退，情感和行为障碍，独立生活和工作能力丧失。老年期痴呆是不可逆转的进行性病变，应该由精神科或神经科医生诊治，需要给予充分关爱和特殊护理。

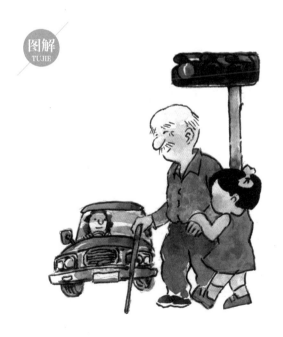

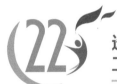

选择安全、高效的避孕措施，减少人工流产，关爱妇女生殖健康。

育龄男女如果短期内没有生育意愿，可选择避孕药、避孕套避孕；已婚已育夫妇提倡使用宫内节育器、皮下埋植等长效高效避孕方法，无继续生育意愿者，可采取绝育术等永久避孕措施。安全期避孕和体外排精等方法避孕效果不可靠，不建议作为常规避孕方法。

一旦避孕失败或发生无保护性行为，应该采取紧急避孕措

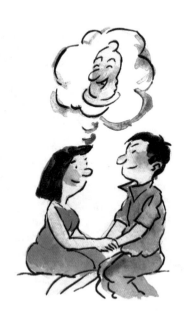

施。紧急避孕不能替代常规避孕，一般一个月经周期使用一次，多次使用避孕效果降低，还会增加药物反应。

发生意外妊娠，需要人工流产时，应到有资质的医疗机构。自行堕胎、非法人工流产，会造成严重并发症甚至威胁生命。

减少人工流产，维护妇女生殖健康，需要男女共担责任。反复的人工流产会增加生殖道感染、大出血的风险，甚至发生宫腔粘连、继发不孕等疾病或不良结局，严重影响妇女健康。男性作为性伴侣，在计划生育、避免意外妊娠中应承担更多的责任。杜绝违背妇女意愿的性行为，尊重和维护妇女在生殖健康方面的权益。

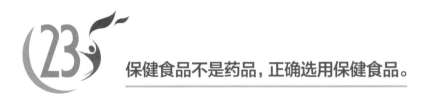

保健食品不是药品，正确选用保健食品。

保健食品指声称具有特定保健功能或者以补充维生素、矿物质为目的的食品，即适宜于特定人群食用，具有调节机体功能，不以治疗疾病为目的，并且在规定剂量之内，对人体不产生任何急性、亚急性或者慢性危害的食品。保健食品可补充膳食摄入不足或调解身体功能，健康人群如果能够坚持平衡膳食，不建议额外使用保健食品。

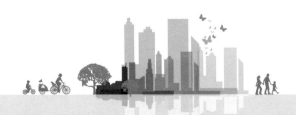

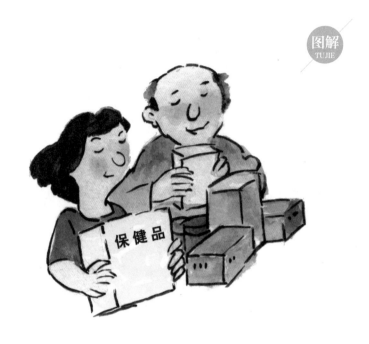

我国对保健食品实行注册审评制度，由国家药品监督管理局对审查合格的保健食品发给《保健食品批准证书》，获得《保健食品批准证书》的食品准许使用保健食品标志。保健食品标签和说明书必须符合国家有关标准、法规的要

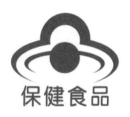

求。消费者可根据自身需要，正确选择国家主管部门正式批准和正规厂家生产的合格保健食品，但不能代替药品。

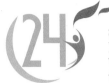

24. 劳动者要了解工作岗位和工作环境中存在的危害因素，遵守操作规程，注意个人防护，避免职业伤害。

劳动是每个人的基本需要，但有些工作岗位和工作环境中存在有害因素，会对健康产生影响，甚至可能造成疾病。常见的有害因素包括有毒有害的化学物质，如粉尘、铅、苯、汞等；有害的物理因素，如噪声、振动、高低气压、电离辐射等；有害的生物因素，如布氏杆菌、炭疽杆菌、森林脑炎病毒等。劳动者过量暴露于上述有害因素，会对健康造成损害，严重时会引起职业病，如矽肺、煤工尘肺、铅中毒、苯中毒等。工作中过量接触放射性物质则会引起放射病。

图解
TUJIE

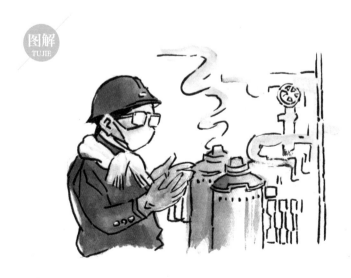

　　劳动者必须具有自我保护意识、掌握自我防护知识和技能，要主动了解工作岗位和工作环境中可能存在的职业危害因素，积极采取防护措施，避免职业损害。劳动者必须严格遵守各项劳动操作规程，树立安全意识，掌握个人防护用品的正确使用方法，在工作期间全程、规范使用防护用品，例如防护帽或者防护服、防护手套、防护眼镜、防护口（面）罩、防护耳罩（塞）、呼吸防护器和皮肤防护用品等。要熟悉常见事故的处理方法，掌握安全急救知识。一旦发生事故，能够正确应对，正确逃生、自救和互救。

　　长期接触职业有害因素，必须定期参加职业健康检查。如果被诊断得了职业病，必须及时治疗，避免与工作环境继续接触，必要时调换工作。

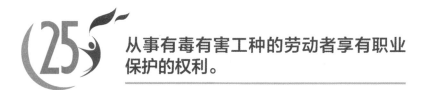

25 从事有毒有害工种的劳动者享有职业保护的权利。

　　《中华人民共和国职业病防治法》明确规定，劳动者依法享有职业卫生保护的权利。保护劳动者免受不良工作环境对健康的危害，是用人单位的责任。用人单位应当为劳动者创造符合国家职业卫生标准和卫生要求的工作环境和条件，并采取措施保障劳动者获得职业卫生保护。

　　职业保护的主要保障措施包括：用人单位必须和劳动者签

订劳动合同，合同中必须告知劳动者其工作岗位可能存在的职业病危害及后果、职业病防护措施和待遇等；必须按照设计要求配备符合要求的职业病危害防护设施和个人防护用品；必须对作业场所职业病危害的程度进行监测、评价与管理；必须按照职业健康监护标准对劳动者进行职业健康检查并建立劳动者健康监护档案；对由于工作造成的健康损害和患职业病的劳动者给予积极治疗和妥善安置，并给予工伤待遇。劳动者要知晓用法律手段保护自己应有的健康权益。

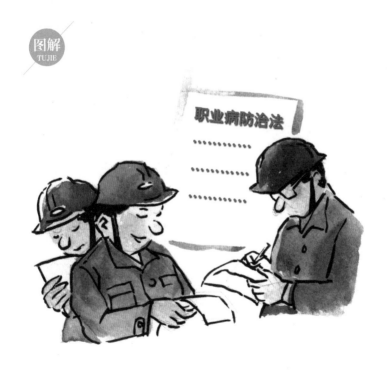

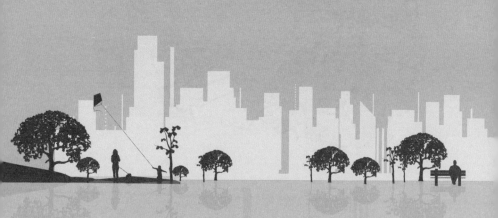

二、健康生活方式与行为

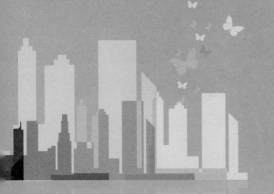

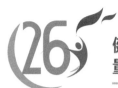 健康生活方式主要包括合理膳食、适量运动、戒烟限酒、心理平衡四个方面。

　　健康生活方式，是指有益于健康的习惯化的行为方式。主要表现为生活有规律，没有不良嗜好，讲究个人卫生、环境卫生、饮食卫生，讲科学、不迷信，平时注意保健，生病及时就医，积极参加健康有益的文体活动和社会活动等。

　　合理膳食指能提供全面、均衡营养的膳食。食物多样，才能满足人体各种营养需求，达到合理营养、促进健康的目的。原卫生部发布的《中国居民膳食指南》为合理膳食提供了权威的指导。

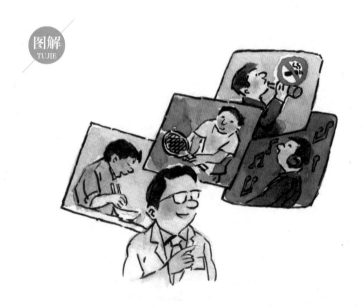

适宜运动指运动方式和运动量适合个人的身体状况，动则有益，贵在坚持。运动应适度量力，选择适合自己的运动方式、强度和运动量。健康人可以根据运动时的心率来控制运动强度，最大心率=220-年龄，每周至少运动3次。

戒烟的人，不论吸烟多久，都应该戒烟。戒烟越早越好，任何时候戒烟对身体都有好处，都能够改善生活质量。

过量饮酒会增加患某些疾病的风险，并可导致交通事故及暴力事件的增加。建议成年男性一天饮用的酒精量不超过25克，女性不超过15克。

心理平衡，是指一种良好的心理状态，即能够恰当地评价自己，应对日常生活中的压力，有效率地工作和学习，对家庭和社会有所贡献的良好状态。乐观、开朗、豁达的生活态度，将目标定在自己能力所及的范围内，建立良好的人际关系，积极参加社会活动等均有助于个体保持自身的心理平衡状态。

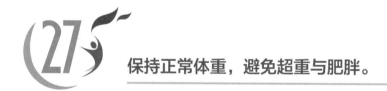

保持正常体重，避免超重与肥胖。

正常体重有助于保持健康，预防疾病。体重过高和过低都是不健康的表现，易患多种疾病。超重和肥胖者易患心血管疾

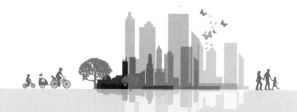

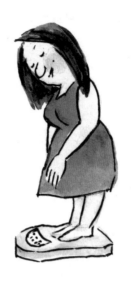

病、糖尿病和某些肿瘤等。体重正常者应保持体重，超重和肥胖者应控制体重到正常范围。

体重是否正常取决于进食量与活动量的平衡。食物提供人体能量，运动消耗能量。进食量大而运动量不足，多余的能量就会在体内以脂肪的形式储存下来，造成超重或肥胖；相反，若进食量不足，可引起体重过低或消瘦。

体重是否正常可用体重指数（BMI）来判断，BMI=体重（千克）/身高（米）^{2}。成人正常体重指数在18.5～23.9 kg/m^{2}之间，体重指数在24～27.9 kg/m^{2}之间为超重，体重指数≥28 kg/m^{2}为肥胖。

腰围是判断超重、肥胖的另一种常用指标。成年男性正常腰围的警戒线为≥85（厘米），女性为≥80（厘米）；男性超标线为≥90（厘米），女性为≥85（厘米）。

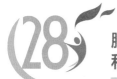

膳食应以谷类为主，多吃蔬菜、水果和薯类，注意荤素、粗细搭配。

　　食物可以分为谷类（米、面、杂粮等）和薯类，动物性食物（肉、禽、鱼、奶、蛋等），豆类和坚果（大豆、其他干豆类及花生、核桃等），蔬菜、水果和菌藻类，纯能量食物（动植物油、淀粉、糖、酒等）等五类。多种食物组成的膳食，才能满足人体各种营养需求。三餐食物要多样化，注意荤素搭配。

　　谷类食物是我国居民传统膳食的主体，是人类最好的基础

图解
TUJIE

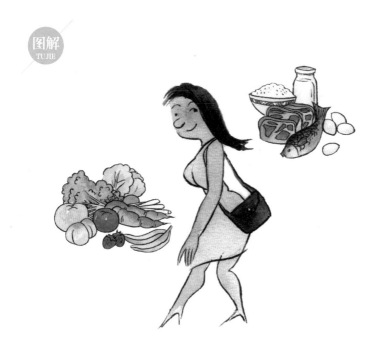

食物，也是最经济的能量来源。以谷类为主的膳食既可提供充足的能量，又可避免摄入过多的脂肪，对预防心脑血管疾病、糖尿病和癌症有益。 成年人每天应摄入250～400克的谷类食物。要注意粗细搭配，经常吃一些粗粮、杂粮和全谷类食物，每天最好能吃50～100克。

蔬菜水果是维生素、矿物质、膳食纤维和植物化学物质的重要来源，薯类含有丰富的淀粉、膳食纤维以及多种维生素和矿物质。蔬菜、水果和薯类能够保持肠道正常功能，调节免疫力，降低肥胖、糖尿病、高血压等慢性疾病患病风险。建议成年人每天吃蔬菜300～500克，水果200～400克。蔬菜和水果不能相互替换，建议餐餐有蔬菜，天天有水果。

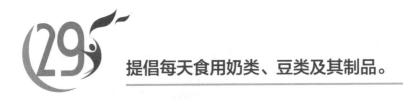

提倡每天食用奶类、豆类及其制品。

奶类营养丰富，营养组成比例适宜，容易消化吸收，是膳食钙质的极好来源。饮奶有利于骨质健康，减少骨质丢失。儿童、青少年饮奶有利于生长发育和骨骼健康，同时预防成年后发生骨质疏松。 建议每人每天饮奶300克或相当量的奶制品。高血脂和超重肥胖者应选择低脂、脱脂奶及其制品。

大豆含丰富的优质蛋白质、必需脂肪酸、B族维生素、维生素E和膳食纤维等营养素，且含有磷脂、低聚糖以及异黄酮、植物固醇等多种人体需要的植物化学物质。适当多吃大豆及其

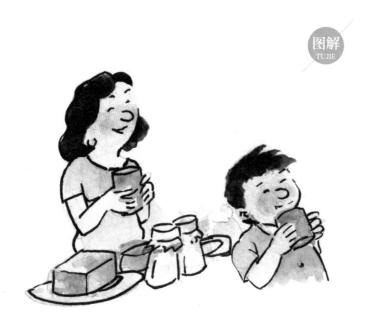

制品可以增加优质蛋白质的摄入量，也可防止过多消费肉类带来的不利影响。建议每人每天摄入30~50克大豆或相当量的豆制品。

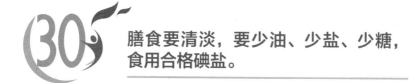

膳食要清淡，要少油、少盐、少糖，食用合格碘盐。

　　油、盐摄入过多是我国城乡居民普遍存在的膳食问题。油摄入过多增加患肥胖、高血脂、动脉粥样硬化等多种慢性疾病

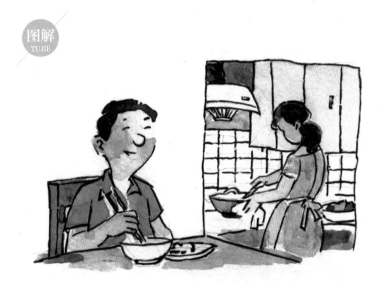

的风险。盐摄入过多会增加患高血压的风险。糖摄入过多会增加超重、肥胖的风险。应养成清淡的膳食习惯，膳食中要少油、少盐、少糖。建议每人每天烹调油用量25～30克，食盐摄入量不超过6克（包括酱油、酱、酱菜等调味品和食物中的含盐量），糖摄入量不超过50克。

　　坚持食用碘盐能有效预防碘缺乏病，人体碘摄入量不足可引起碘缺乏病。成人缺碘可导致缺碘性甲状腺肿；儿童缺碘可影响智力发育，严重缺碘会造成生长发育不良、身材矮小、痴呆等；孕妇缺碘会影响胎儿大脑发育，还会引起早产、流产、胎儿畸形。

　　注意：高碘地区的居民、甲状腺功能亢进病人、甲状腺炎病人等少数人群不宜食用碘盐。

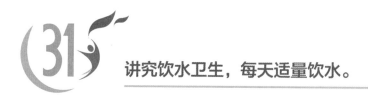

讲究饮水卫生，每天适量饮水。

生活饮用水受污染可以传播肠道传染病等疾病，还可能引起中毒。因此，要注意生活饮用水安全。

保障生活饮用水安全卫生，首先要保护好饮用水源。受污染水源必须净化或消毒处理后，才能用作生活饮用水。提倡使用自来水。

在温和气候条件下，从事轻体力活动的成年人每日最少饮水1200～1500毫升，在高温或强体力劳动的条件下，应适当增加。要主动饮水，不要等口渴了再喝水。饮水最好选择白开水，不喝或少喝含糖饮料。

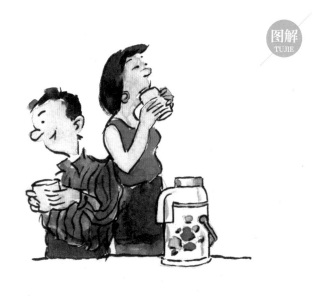

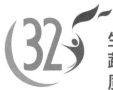

32 生、熟食品要分开存放和加工，生吃蔬菜水果要洗净，不吃变质、超过保质期的食品。

生食品是指制作食品的原料，如鱼、肉、蛋、禽、菜、粮等。熟食品是指能直接食用的食品，如熟肉、火腿肠、馒头、米饭等。

在食品加工、贮存过程中，生、熟食品要分开。切过生食品的刀不能直接切熟食品，盛放过生食品的容器不能再盛放熟食品，避免生熟食品直接或间接接触。冰箱保存食物时，也要注意生熟分开，熟食品要加盖储存。

生食品要烧熟煮透再吃，剩饭菜应重新彻底加热再吃。碗筷等餐具应定期煮沸消毒。生的蔬菜、水果可能沾染致病菌、

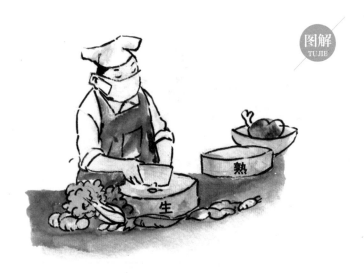

寄生虫卵、有毒有害化学物质，生吃蔬菜水果要洗净。

储存时间过长或者储存不当都会引起食物受污染或者变质，受污染或者变质的食品不能再食用。任何食品都有储藏期限，在冰箱里放久了也会变质。

购买预包装食品时要查看生产厂家名称、地址、生产日期和保质期，不购买标识不全的食品。不要吃过期食物。

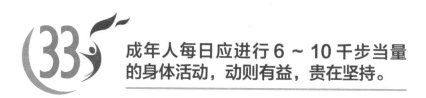

33 成年人每日应进行6～10千步当量的身体活动，动则有益，贵在坚持。

身体活动指由于骨骼肌收缩产生的机体能量消耗增加的活动。进行身体活动时，心跳、呼吸加快，循环血量增加，代谢和产热加速，这些反应是产生健康效益的生理基础。

适量身体活动有益健康，动则有益，贵在坚持，适度量力。身体活动对健康的影响取决于活动方式、强度、时间和频度。

有氧运动是指躯干、四肢等大肌肉群参与为主的、有节律、时间较长、能够维持在一个稳定状态的身体活动（如长跑、步行、骑车、游泳等）。例如以每小时4千米的中等速度步行，每小时12千米的速度骑自行车等均属于有氧运动。有氧运动有助于增进心肺功能、降低血压和血糖、增加胰岛素的敏感性、改

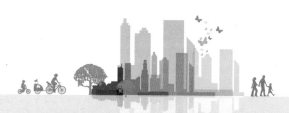

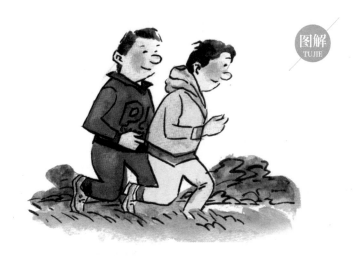

图解
TUJIE

善血脂和内分泌系统的调节功能，能提高骨密度、减少体内脂肪蓄积、控制不健康的体重增加。推荐成年人每日进行6～10千步当量的身体活动。千步当量是度量能量消耗的单位，以4千米/小时中速步行10分钟的活动量为1个千步当量，其活动量等于洗盘子或熨衣服15分钟或慢跑3分钟。千步当量相同，其活动量即相同。

运动强度可通过心率来估算。最大心率=220-年龄，当心率达到最大心率的60%～75%时，身体活动水平则达到了中等强度。成年人每周应进行150分钟中等强度或75分钟高强度运动，或每天进行中等强度运动30分钟以上，每周3～5天。

以一周为时间周期，合理安排有氧运动、体育文娱活动、肌肉关节功能活动和日常生活工作中的身体活动。活动强度和形式的选择应根据个人的体质状况确定，增加活动量应循序渐进，运动中发生持续的不适症状，应停止活动，必要时及时就医。

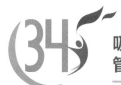

34. 吸烟和二手烟暴露会导致癌症、心血管疾病、呼吸系统疾病等多种疾病。

我国吸烟人数超过3亿，约有7.4亿不吸烟者遭受二手烟暴露的危害。每年死于吸烟相关疾病的人数超过100万。吸烟和二手烟暴露导致的多种慢性疾病给整个社会带来了沉重的负担。

烟草烟雾含有7000余种化学成分，其中有数百种有害物质，至少69种为致癌物。吸烟及二手烟暴露均严重危害健康，即使吸入少量烟草烟雾也会对人体造成危害。

图解
TUJIE

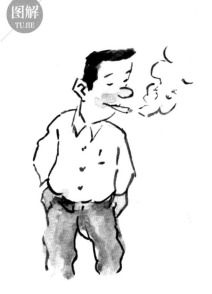
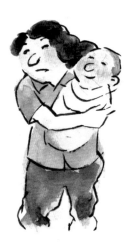

吸烟可导致多种癌症、冠心病、脑卒中、慢性阻塞性肺疾病、糖尿病、白内障、男性勃起功能障碍、骨质疏松等疾病。二手烟暴露可导致肺癌等恶性肿瘤、冠心病、脑卒中和慢性阻塞性肺疾病等疾病。90%的男性肺癌死亡和80%的女性肺癌死亡与吸烟有关。现在吸烟者中将来会有一半因吸烟而提早死亡，吸烟者的平均寿命比不吸烟者至少减少10年。

35 "低焦油卷烟""中草药卷烟"不能降低吸烟带来的危害。

不存在无害的烟草制品，只要吸烟就有害健康。有充分证据说明，相比于吸普通烟，"低焦油卷烟"和"中草药卷烟"不能降低吸烟带来的危害。反而容易诱导吸烟，影响吸烟者戒烟。吸烟者在吸"低焦油卷烟"的过程中存在"吸烟补偿行为"，如加大吸入烟草烟雾量和增加吸卷烟的支数等。"吸烟补偿行为"的存在使吸烟者吸入的焦油和尼古丁等有害成分并未减少。

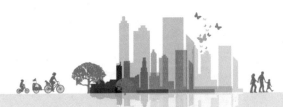

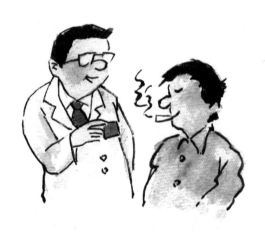

365

任何年龄戒烟均可获益，戒烟越早越好，戒烟门诊可提供专业戒烟服务。

烟草制品中的尼古丁可导致烟草依赖，烟草依赖是一种慢性成瘾性疾病。戒烟可以显著降低吸烟者肺癌、冠心病、慢性阻塞性肺疾病等多种疾病的发病和死亡风险，并可延缓疾病的进展和改善预后。减少吸烟量并不能降低其发病和死亡风险。吸烟者应当积极戒烟，戒烟越早越好，任何年龄戒烟均可获益。只要有戒烟的动机并掌握一定的技巧，都能做到彻底戒烟。研究发现，30、40、50或60岁时戒烟可分别赢得10、9、6或3年的预期寿命；戒烟10年后，戒烟者肺癌发病风险降至持续吸烟者的30%～50%；戒烟1年后，戒烟者发生冠心病的风险大约降

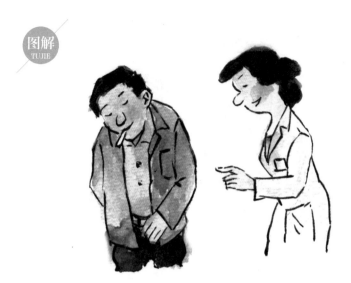

低50%，戒烟15年后，将降至与从不吸烟者相同的水平。

　　吸烟者在戒烟过程中可能出现不适症状，必要时可寻求专业戒烟服务。戒烟门诊可向吸烟者提供专业戒烟服务。

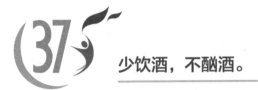

37 少饮酒，不酗酒。

　　酒的主要成分是乙醇和水，几乎不含有营养成分。经常过量饮酒，会使食欲下降，食物摄入量减少，从而导致多种营养素缺乏、急慢性酒精中毒、酒精性脂肪肝等，严重时还会造成酒精性肝硬化。过量饮酒还会增加患高血压、脑卒中（中风）等疾病的风险，并可导致交通事故及暴力事件的增加，危害个人健康和社会安全。少饮酒，不酗酒。

建议成年男性一天饮用酒的酒精量不超过25克，成年女性不超过15克。禁止孕妇和儿童、青少年饮酒。如果饮酒成为生活的第一需要，无法克制对酒的渴望，不喝酒会出现身体、心理上的不舒服，甚至出现幻觉妄想等精神症状，需要去精神科接受相应治疗。

图解
TUJIE

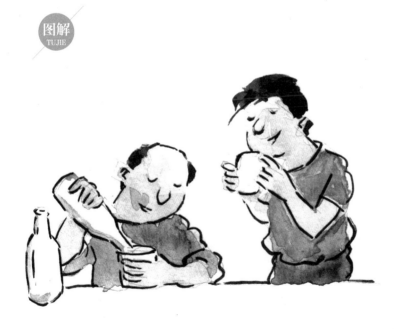

 遵医嘱使用镇静催眠药和镇痛药等成瘾性药物，预防药物依赖。

遵医嘱使用镇静催眠药和镇痛药等成瘾性药物，可以治疗和缓解病痛。不合理地长期、大量使用可导致药物依赖。药物依赖会损害健康，严重时会改变人的心境、情绪、意识和行为，引起人格改变和各种精神障碍，甚至出现急性中毒乃至死亡。因此，任何人都不要擅自使用镇静催眠药和镇痛药等成瘾性药物，包括含有麻醉药品、精神药品成分的复方制剂（如含有可待因、福尔可定等具有成瘾性成分的止咳药），也不要随意丢弃或给他人使用。

出现药物依赖后，应去综合医院精神科或精神专科医院接受相应治疗。

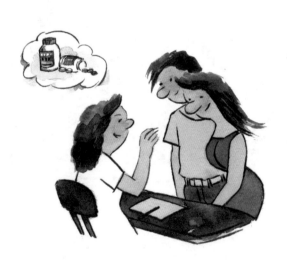

拒绝毒品。

毒品指鸦片、海洛因、甲基苯丙胺（冰毒）、吗啡、大麻、可卡因，以及国家规定管制的其他能够使人形成瘾癖的麻醉药品和精神药品。任何毒品都具有成瘾性。毒品成瘾是一种具有高复发性的慢性脑疾病，其特点是对毒品产生一种强烈的心理渴求和强迫性、冲动性、不顾后果的用药行为。

吸毒非常容易成瘾，任何人使用毒品都可导致成瘾，不要

图解
TUJIE

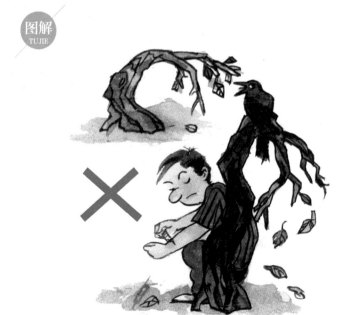

有侥幸心理，永远不要尝试毒品。毒品严重危害健康，吸毒危害自己、危害家庭、危害社会、触犯法律。一旦成瘾，应进行戒毒治疗。

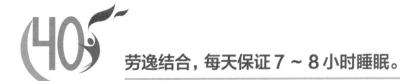

40 劳逸结合，每天保证 7 ~ 8 小时睡眠。

　　任何生命活动都有其内在节律性。生活规律对健康十分重要，工作、学习、娱乐、休息、睡眠都要按作息规律进行。要注意劳逸结合，培养有益于健康的生活情趣和爱好。顺应四时，起居有常。睡眠时间存在个体差异，成人一般每天需要7~8小时睡眠，儿童青少年需要更多睡眠，长期睡眠时间不足有害健康。

图解
TUJIE

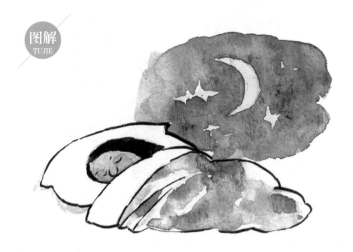

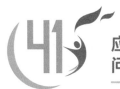

应该重视和维护心理健康，遇到心理问题时应主动寻求帮助。

每个人一生中都会遇到各种心理卫生问题，重视和维护心理健康非常必要。

心理卫生问题能够通过调节自身情绪和行为、寻求情感交流和心理援助等方法解决。采取乐观、开朗、豁达的生活态度，把目标定在自己能力所及的范围内，调适对社会和他人的期望

图解
TUJIE

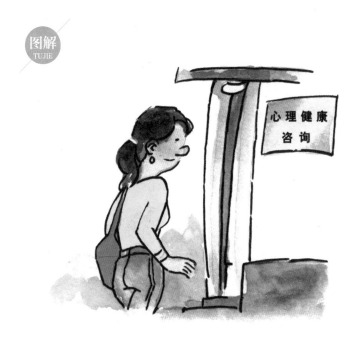

值，建立良好的人际关系，培养健康的生活习惯和兴趣爱好，积极参加社会活动等，均有助于保持和促进心理健康。

如果怀疑有明显心理行为问题或精神疾病，要及早去精神专科医院或综合医院的心理科或精神科咨询、检查和诊治。

精神疾病是可以预防和治疗的。被确诊患有精神疾病者，应及时接受正规治疗，遵照医嘱全程、不间断、按时按量服药。积极向医生反馈治疗情况，主动执行治疗方案。通过规范治疗，多数患者病情可以得到控制，减少对正常生活的不良影响。

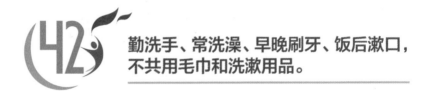

42 勤洗手、常洗澡、早晚刷牙、饭后漱口，不共用毛巾和洗漱用品。

用正确的方法洗手能有效地防止感染及传播疾病。每个人都应养成勤洗手的习惯，特别是制备食物前要洗手、饭前便后要洗手、外出回家后先洗手。用清洁的流动水和肥皂洗手。

勤洗头、理发，勤洗澡、换衣，能及时清除毛发中、皮肤表面、毛孔中的皮脂，皮屑等新陈代谢产物，以及灰尘、细菌，防止皮肤发炎、长癣。

每天早晚刷牙，饭后漱口。用正确方法刷牙，成人使用水平颤动拂刷法刷牙。吃东西、喝饮料后要漱口，及时清除口腔内食物残渣，保持口腔卫生。提倡使用牙线。

洗头、洗澡和擦手的毛巾，应保持干净，并且做到一人一盆一巾，不与他人共用毛巾和洗漱用具，防止沙眼、急性流行性结膜炎（俗称红眼病）等接触性传染病传播；也不要与他人共用浴巾洗澡，防止感染皮肤病和性传播疾病。不与他人共用牙刷和刷牙杯，牙刷要保持清洁，出现刷毛卷曲应立即更换，一般每3个月更换一次。

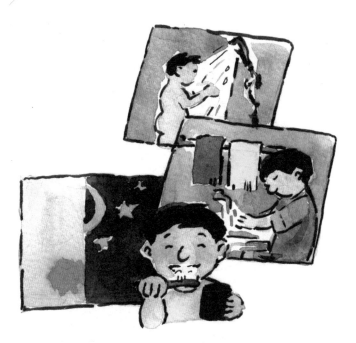

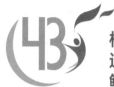

根据天气变化和空气质量，适时开窗通风，保持室内空气流通。阳光和新鲜的空气是维护健康不可缺少的。

阳光中的紫外线，能杀死多种致病微生物。让阳光经常照进屋内，可以保持室内干燥，减少细菌、霉菌繁殖的机会。开窗通风，可以保持室内空气流通，使室内有害气体或病菌得到稀释，预防呼吸道传染病发生。

雾霾、沙尘天气时，应关闭门窗，减少室外颗粒物进入室内；遇到持续雾霾天气时，应选择空气污染相对较轻的时段，定时通风换气，否则有可能造成室内二氧化碳浓度过高，出现缺氧。

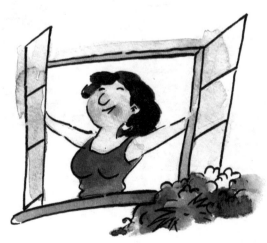

不在公共场所吸烟、吐痰，咳嗽、打喷嚏时遮掩口鼻。

世界卫生组织《烟草控制框架公约》指出，接触二手烟雾会造成疾病、功能丧失或死亡。室内工作场所、公共场所和公共交通工具内完全禁烟是保护人们免受二手烟危害的最有效措施。二手烟不存在所谓的"安全暴露"水平，在同一建筑物或

图解
TUJIE

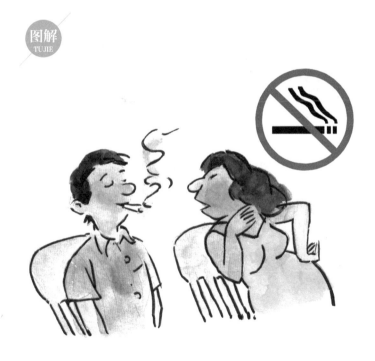

室内，划分吸烟区和非吸烟区将吸烟者和不吸烟者分开、安装净化空气或通风设备等，都不能够消除二手烟雾对不吸烟者的危害。吸烟者应当尊重他人的健康权益，不当着他人的面吸烟，不在禁止吸烟的场所吸烟。

肺结核病、流行性感冒、流行性脑脊髓膜炎、麻疹等常见呼吸道传染病的病原体可随患者咳嗽、打喷嚏、大声说话、随地吐痰时产生的飞沫进入空气，传播给他人。所以不要随地吐痰，咳嗽、打喷嚏时用纸巾、手绢、手肘等遮掩口鼻，这也是社会进步、文明的表现。

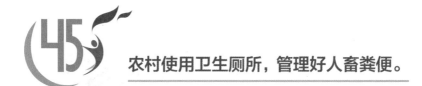

农村使用卫生厕所，管理好人畜粪便。

卫生厕所是指有墙、有顶，厕坑及贮粪池不渗漏，厕所内整洁卫生，没有蝇蛆，基本无臭味，粪便及时清理并进行无害化处理的厕所。

无害化卫生厕所是既符合卫生厕所基本要求，又具有粪便无害化处理功能，并能够进行规范管理、使用和维护的厕所。

粪便无害化处理可有效杀灭粪便中致病细菌和寄生虫，防止蚊蝇蛆孳生，减少肠道传染病与寄生虫病传播流行。日常生活和农业生产中经常使用高温堆肥法、沼气发酵法、漂白粉或生石灰搅拌处理等方法进行粪便无害化处理。在没有使用无害化厕所的地区，常用方法是粪便清理后加拌秸秆、黄土后高温堆肥，变成有机肥后作为农作物的底肥使用。

　　禽畜粪便无害化处理的方法与饲养方式有关。如果是一家一户的、少量饲养的方式，一般采用收集后与人粪一起堆肥的方式进行无害化处理。如果是规模养殖企业，对猪粪等含水率高的粪便，一般采用沼气发酵、直接堆腐、塔式发酵等生物发酵模式进行无害化处理，对鸡粪等含水率低的粪便可直接晾晒、烘干等。处理后的禽畜粪便可以作为有机肥或饲料使用。

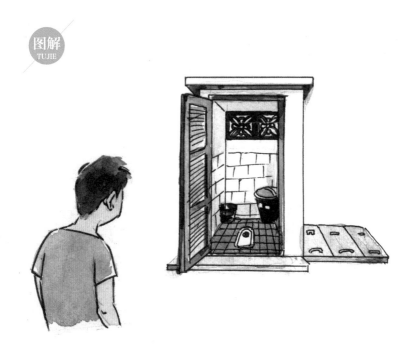

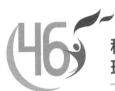

科学就医，及时就诊，遵医嘱治疗，理性对待诊疗结果。

　　科学就医是指合理利用医疗卫生资源，选择适宜、适度的医疗卫生服务，有效防治疾病、维护健康。

　　生病后要及时就诊，早诊断、早治疗，避免延误治疗的最佳时机，这样既可以减少疾病危害，还可以节约看病的花费。生病后要选择合法医疗机构就医，不到无《医疗机构许可证》的不合法医疗机构就医。遵从分级诊疗，避免盲目去大医院就诊。就医时要携带有效身份证件、既往病历及各项检查资料，如实向医生陈述病情，配合医生治疗，遵从医嘱按时按量用药。

图解
TUJIE

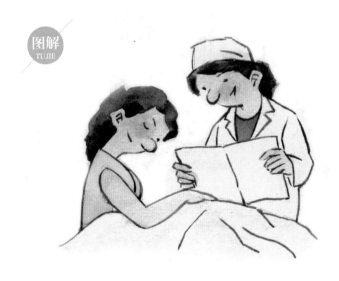

按照医生的要求调配饮食、确定活动量、改变不健康的行为生活方式。不要有病乱求医，使用几个方案同时治疗，不要轻信偏方，不要凭一知半解、道听途说自行买药治疗，更不要相信封建迷信。

医学所能解决的健康问题是有限的，公众应当正确理解医学的局限性，理性对待诊疗结果，不要盲目地把疾病引发的不良后果简单归咎于医护人员的责任心和技术水平。如果对诊疗结果有异议，或者认为医护人员有过失，应通过正当渠道或法律手段解决，不能采取扰乱医疗秩序或伤害医护人员的违法行为。

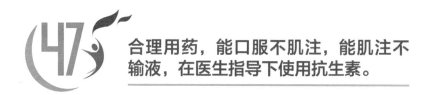

47 合理用药，能口服不肌注，能肌注不输液，在医生指导下使用抗生素。

合理用药是指安全、有效、经济地使用药物。用药要遵循能不用就不用，能少用就不多用；能口服不肌注，能肌注不输液的原则。必须注射或输液时，应做到"一人一针一管"。任何药物都有不良反应，用药过程中如有不适要及时咨询医生或药师。

购买药品要到合法的医疗机构和药店，处方药必须凭执业医师处方购买。服药前要检查药品有效期，禁止使用过期药品；

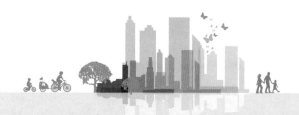

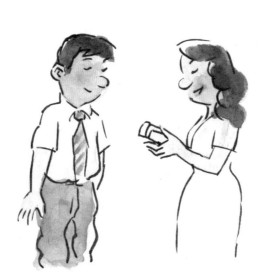

要妥善存放药品，防止药物变质或失效，防止儿童及精神异常者接触。一旦误服、误用药物，要及时携带药品及包装就医。

抗生素是处方药。所有抗生素在抗感染的同时都有不同程度的不良反应甚至毒性反应。一般针对细菌感染的抗生素对病毒引起的感冒、伤风和其他上呼吸道感染无效。因此，为有效进行抗感染治疗，避免发生耐药，减少不良反应，预防滥用，必须在医生的指导下规范、合理使用抗生素。

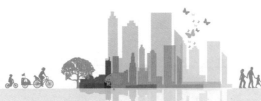

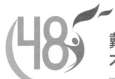

戴头盔、系安全带，不超速、不酒驾、不疲劳驾驶，减少道路交通伤害。

在道路交通事故中，佩戴安全头盔可有效减轻摩托车驾驶员的头部伤害，使驾驶员的死亡风险减少20%～45%；系安全带可使汽车驾乘人员的致命伤害降低40%～60%。驾驶时，速度每增加1公里/小时，伤害危险增加3%，严重或致命伤亡危险增加5%。酒精、毒品、某些药物会减弱驾驶人员的判断能力和反应能力，即使是较低的血液酒精含量或药物浓度，也会增加交通事故风险。疲劳驾驶显著增加严重交通事故风险，驾驶员连续驾驶2小时应休息1次，保证驾驶时精力充沛、注意力集中。

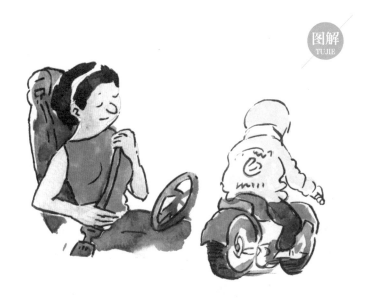

图解
TUJIE

儿童乘客应使用安全座椅，安全座椅要与儿童的年龄、身高和体重相适应。汽车碰撞时，儿童安全座椅可使婴幼儿死亡率降低54%～71%。

每个人都应对自己和他人的生命与健康负责，重视道路交通安全，严格遵守交通法规，避免交通伤害的发生。

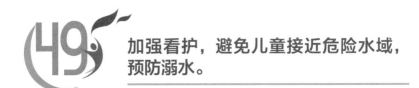

49 加强看护，避免儿童接近危险水域，预防溺水。

溺水是我国儿童意外伤害死亡的第一位原因，要加强对儿童的看护和监管。儿童游泳时，要由有救护能力的成人带领或有组织的进行，不要单独下水。游泳的场所，最好是管理规范的游泳池，不提倡在天然水域游泳，下雨时不宜在室外游泳。

下水前，应认真做准备活动，以免下水后发生肌肉痉挛等问题。水中活动时，要避免打闹、跳水等危险行为，如有不适应立即呼救。家长带领儿童进行水上活动时，应有专职救生员的全程监护，并为儿童配备合格的漂浮设备。

对于低龄儿童，家长要重点看护。不能将儿童单独留在卫生间、浴室、开放的水源边，家中的储水容器要及时排空或加盖。

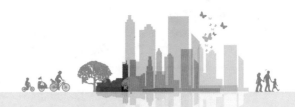

图解
TUJIE

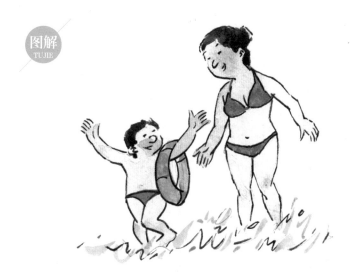

50 冬季取暖注意通风，谨防煤气中毒。

　　冬季使用煤炉、煤气炉或液化气炉取暖，由于通风不良，供氧不充分或气体泄漏，可引起大量一氧化碳在室内蓄积，造成人员中毒。

　　预防煤气中毒，要尽量避免在室内使用炭火盆取暖；使用炉灶取暖时，要安装风斗或烟筒，定期清理烟筒，保持烟道通畅；使用液化气时，要注意通风换气，经常查看煤气、液化气管道、阀门，如有泄漏应及时请专业人员维修。在煤气、液化

图解
TUJIE

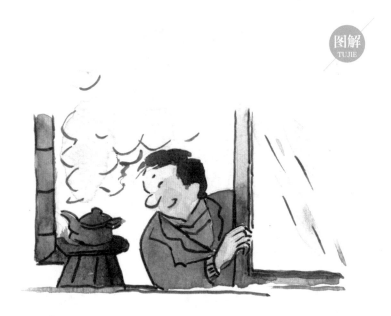

　　气灶上烧水、做饭时，要防止水溢火灭导致的煤气泄漏。如发生煤气泄漏，应立即关闭阀门、打开门窗，使室内空气流通。

　　煤气中毒后，轻者感到头晕、头痛、四肢无力、恶心、呕吐；重者可出现昏迷、体温降低、呼吸短促、皮肤青紫、唇色樱红、大小便失禁，抢救不及时会危及生命。发现有人煤气中毒，应立即把中毒者移到室外通风处，解开衣领，保持呼吸顺畅；对于中毒严重者，应立即呼叫救护车，送医院抢救。

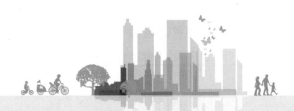

51

主动接受婚前和孕前保健，孕期应至少接受 5 次产前检查并住院分娩。

婚前和孕前保健可以帮助准备结婚或怀孕的男女双方了解自身的健康状况，发现可能影响婚育的有关疾病和问题，接受有针对性的咨询和指导，提高婚姻质量和促进安全孕育。

妇女怀孕后应及时去医院检查，建立"孕产妇保健手册"。孕妇孕期至少应进行5次产前检查（孕早期1次，孕中期2次，孕晚期2次），有异常情况者应适当增加检查次数。定期产前检查能够动态监测胎儿发育情况，及时发现妊娠并发症或合并症。

孕妇要到有助产技术服务资格的医疗保健机构住院分娩，高危孕妇应提前住院待产，最大限度地保障母婴安全。

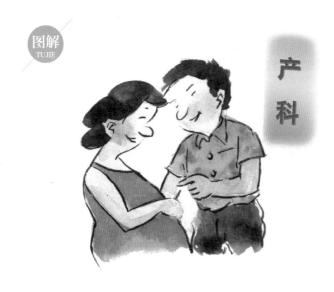

图解 TUJIE

产科

52

孩子出生后应尽早开始母乳喂养，满 6 个月时合理添加辅食。

母乳是婴儿最理想的天然食品，含有婴儿所需的全部营养以及大量的抗体和免疫活性物质，有助于婴儿发育，增强婴儿的免疫能力。母乳喂养不仅能增进母子间的情感，还能促进母亲的产后康复。

为了母乳喂养成功，孩子出生后1小时内就应开始哺乳。纯母乳喂养可满足6个月内婴儿所需全部液体、能量和营养素，因此婴儿出生后，应首选纯母乳喂养，6个月内不需要添加任何辅食。母乳喂养可以持续至2岁或2岁以上。

婴儿6个月起，要适时、适量添加辅食。添加辅食的原则是由一种到多种，由少到多，由软到硬，由细到粗。开始添加的辅食形态应为泥糊状，逐步过渡到固体食物。从少量开始，逐渐增加。要观察婴儿大便是否正常，婴儿生病期间不应添加新的食物。添加的食物品种应多样化，预防偏食和厌食。

图解
TUJIE

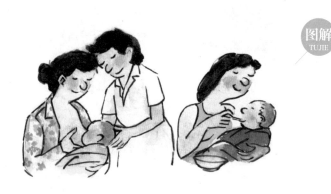

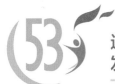

通过亲子交流、玩耍促进儿童早期发展，发现心理行为发育问题要尽早干预。

重视儿童早期发展，0～3岁儿童的身心健康是发展的基础，应把儿童的健康、安全和养育工作放在首位。家长、抚养人和学前教育工作者，应成为儿童生活的照顾者、情感的关爱者、行为的榜样者和活动的引导者。

重视儿童的情感关怀，强调以亲为先，以情为主，赋予亲

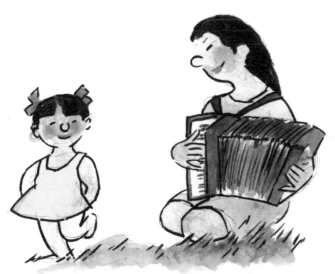

情和关爱。尊重儿童意愿，创设宽松、温馨的家庭式氛围，满足儿童成长的需求。尊重儿童身心发展规律，顺应儿童天性，把握每个阶段的发展特点和水平。要从日常生活中选择儿童感兴趣的、富有价值的教育内容，将教育贯穿在一日生活之中，丰富儿童的认识和经验。开展丰富多样的、符合儿童发展阶段特点的游戏活动，让儿童在快乐的游戏中，开启潜能，推进发展。重视儿童的发展差异，提倡更多地实施个性化教育，促进每个儿童富有个性地发展。

经常与儿童沟通、交流，关注儿童日常行为，及时发现心理行为问题，予以引导和干预。培养儿童健康的心智和人格，促进儿童社会性和情感的健康发展。

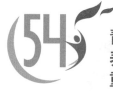

54. 青少年处于身心发展的关键时期，要培养健康的行为生活方式，预防近视、超重与肥胖，避免网络成瘾和过早性行为。

青少年处于儿童向成人过渡的阶段，生理和心理发生着巨大变化。体格生长迅速，内脏器官功能逐步完善，两性的第二性征更加明显，男孩出现遗精，女孩出现月经，到青春期晚期已具备生殖功能。处于过渡期的青少年，自我意识逐渐增强，渴望独立，人生观、价值观逐渐形成，性意识觉醒和发展，但生理和心理尚未完全成熟，需要关注和正确引导。

青少年应该培养健康的行为生活方式。要有充足睡眠，保证精力充沛；保持平衡膳食，加强户外活动，预防超重和肥胖；培养良好的用眼习惯，避免长时间看书、看电视和电子屏、玩电子游戏，每天坚持做眼保健操，保护视力，预防近视；远离烟草和酒精，拒绝毒品。

　　青少年要从正规渠道获取生殖与性健康信息，拒绝性骚扰、性诱惑和性暴力，避免过早发生性行为。不安全性行为可能带来意外妊娠或性传播疾病，严重危害青少年身心健康。

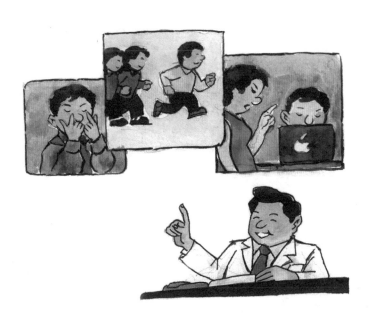

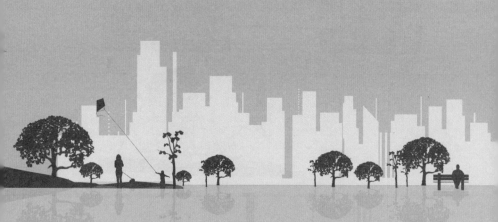

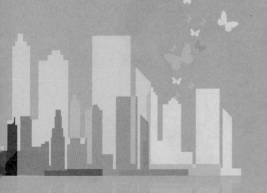

三、基本技能

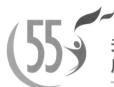

关注健康信息，能够获取、理解、甄别、应用健康信息。

日常生活中，要有意识地关注健康信息。遇到健康问题时，能够积极主动地利用现有资源获取相关信息。对于各种途径传播的健康信息能够判断其科学性和权威性，不轻信、不盲从，优先选择政府、卫生健康行政部门、医疗卫生机构、官方媒体等正规途径获取健康信息。

对甄别后的信息能够正确理解，并自觉应用于日常生活，维护和促进自身及家人健康水平。

图解
TUJIE

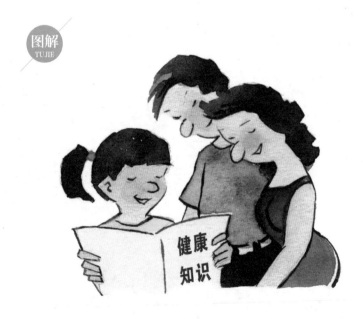

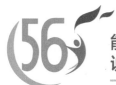

能看懂食品、药品、保健品的标签和说明书。

直接向消费者提供的预包装食品标签标示应包括食品名称、配料表、净含量和规格、生产者和（或）经销者的名称、地址和联系方式、生产日期和保质期、贮存条件、食品生产许可证编号、产品标准代号及其他需要标示的内容。预包装食品标签向消费者提供食品营养信息和特性说明，包括营养成分表、营养声称和营养成分功能声称。营养成分表以一个"方框表"的形式标有食品营养成分名称、含量和占营养素参考值（NRV）百分比，强制标示的核心营养素包括蛋白质、脂肪、碳水化合物和钠。

药品的标签是指药品包装上印有或者贴有的内容，分为内标签和外标签。药品内标签指直接接触药品的包装的标签，外标签指内标签以外的其他包装的标签。药品的内标签应当包含药品通用名称、适应证或者功能主治、规格、用法用量、生产日期、产品批号、有效期、生产企业等内容。药品外标签应当注明药品通用名称、成分、性状、适应证或者功能主治、规格、用法用量、不良反应、禁忌、注意事项、贮藏、生产日期、产品批号、有效期、批准文号、生产企业等内容。麻醉药品、精神药品和非处方药的标签，必须印有规定的标示。

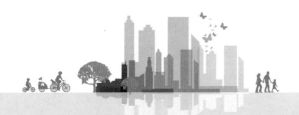

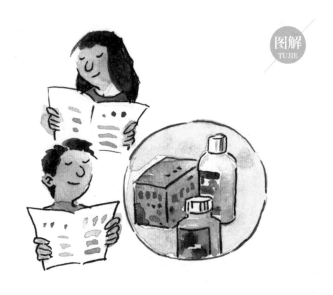

图解
TUJIE

药品说明书应当包含药品安全性、有效性的重要科学数据、结论和信息，用以指导安全、合理使用药品。药品说明书的具体格式、内容和书写要求由国家药品监督管理局制定并发布。药品说明书上必须注明药品的通用名称、成分、规格、生产企业、批准文号、产品批号、生产日期、有效期、适应证或者功能主治、用法、用量、禁忌、不良反应和注意事项。非处方药是可以自行判断、购买和使用的药品。非处方药分为甲类非处方药和乙类非处方药，分别标有红色或绿色"OTC"标记。甲类非处方药须在药店执业药师或药师指导下购买和使用；乙类非处方药既可以在社会药店和医疗机构药房购买，也可以在经过批准的普通零售商业企业购买。乙类非处方药安全性更高，无须医师或药师的指导就可以购买和使用。

保健食品标签和说明书不得有明示或者暗示治疗作用以及夸大功能作用的文字，不得宣传疗效作用。必须标明主要原（辅）料，功效成分或标志性成分及其含量，保健作用和适宜人群、不适宜人群，食用方法和适宜的食用量，规格，保质期、贮藏方法和注意事项，保健食品批准文号，卫生许可证文号，保健食品标志等。

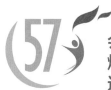

会识别常见的危险标识，如高压、易燃、易爆、剧毒、放射性、生物安全等，远离危险物。

危险标识由安全色、几何图形和图形符号构成，用以表达特定的危险信息，提示人们周围环境中有相关危险因素存在。常见的危险标识包括高压、易燃、易爆、剧毒、放射、生物安全等。

识别常见危险标识，远离危险，保护自身安全。但要注意，危险标识只起提醒和警告作用，它本身不能消除任何危险，也不能取代预防事故的相应设施。

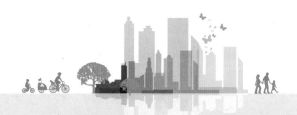

图解
TUJIE

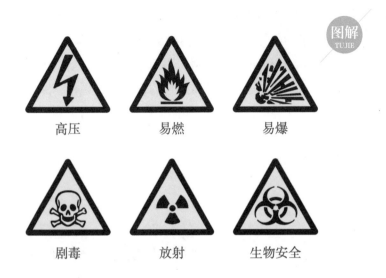

| 高压 | 易燃 | 易爆 |

| 剧毒 | 放射 | 生物安全 |

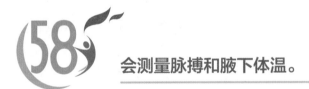

会测量脉搏和腋下体温。

脉搏测量方法：将食指、中指和无名指指腹平放于手腕桡动脉搏动处，计一分钟搏动次数。正常成年人安静状态下脉搏次数为60～100次/分。

腋下体温测量方法：先将体温计度数甩到35℃以下，再将体温计水银端放在腋下最顶端后夹紧，10分钟后取出读数。

正确读数方法：用手拿住体温计的玻璃端，即远离水银柱的一端，使眼睛与体温计保持同一水平，然后慢慢转动体温计，从正面看到很粗的水银柱时就可读出相应的温度值。读数时注

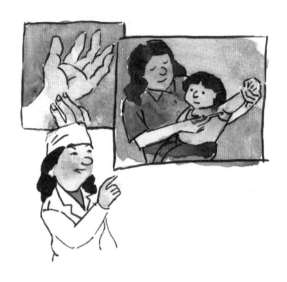

意不要用手碰到体温计的水银端，否则会影响水银柱读数而造成测量不准。成年人正常腋下体温为36℃～37℃。

会正确使用安全套，减少感染艾滋病、性病的危险，防止意外怀孕。

正确使用安全套，一方面，可以避免接触感染病原体的体液，减少感染艾滋病、乙肝和大多数性传播疾病的风险；另一

图解
TUJIE

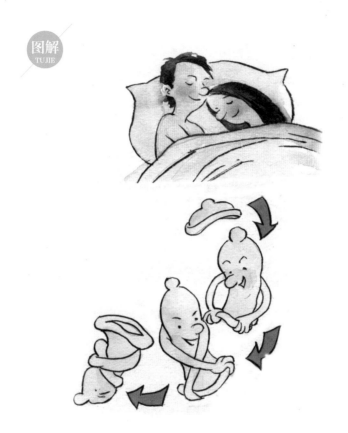

方面，可以阻断精子与卵子的结合，防止意外怀孕。

要选择有效期内、无破损、大小合适的安全套，掌握安全套的正确使用方法，坚持全程正确使用安全套，性生活后要检查安全套有无破裂或脱落，若有破裂或脱落，要立即采取紧急避孕措施。

不要重复使用安全套，每次使用后应打结丢弃。

**妥善存放和正确使用农药等有毒物品，
谨防儿童接触。**

农药可经口、鼻、皮肤等多种途径进入人体，使人中毒，
谨防儿童接触。

家中存放的农药、杀虫剂等有毒物品，应当分别妥善存放
于橱柜或容器中，并在外面加锁。保管敌敌畏、乐果等易挥发
失效的农药时，一定要把瓶盖拧紧。有毒物品不能与粮油、蔬
菜等堆放在一起，不能存放在既往装食物或饮料的容器中，以
免发生误服中毒。已失效的农药和杀虫剂不可乱丢乱放，防止

图解
TUJIE

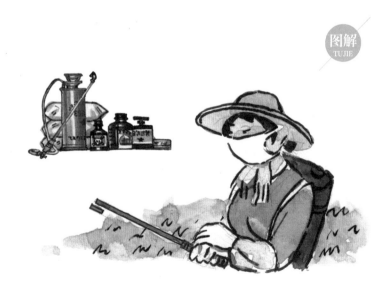

误服或污染食物、水源。

家用杀虫剂、灭鼠剂、灭蟑毒饵等严格按照说明书使用，放置在不宜被儿童接触到的地方，以免误食。

施用农药时，要严格按照说明书并且遵守操作规程，注意个人防护。严禁对收获期的粮食、蔬菜、水果施用农药。严防农药污染水源。

对误服农药中毒者，如果患者清醒，要立即设法催吐。经皮肤中毒者要立即冲洗污染处皮肤。经呼吸道中毒者，要尽快脱离引起中毒的环境。中毒较重者要立即送医院抢救。

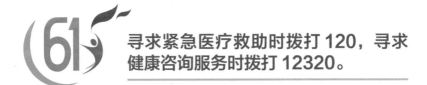

寻求紧急医疗救助时拨打 120，寻求健康咨询服务时拨打 12320。

需要紧急医疗救助时，拨打120急救电话求助。电话接通后，要准确报告病人所在的详细地址、主要病情，以便救护人员做好救治准备；同时，报告呼救者的姓名及电话号码。必要时，呼救者可通过电话接受医生指导，为病人进行紧急救治。通话结束后，应保持电话畅通，方便救护人员与呼救者联系；在保证有人看护病人的情况下，最好安排人员在住宅门口、交

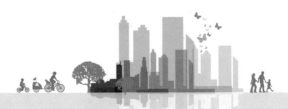

叉路口、显著地标处等候，引导救护车的出入，争取抢救时间。

若是出现成批伤员或中毒病人，必须报告事故缘由、罹患人员的大致数目，以便120调集救护车辆、报告政府部门及通知各医院救援人员集中到出事地点。

12320是政府设置的卫生热线，是卫生系统与社会、公众沟通的一条通道，是社会公众举报投诉公共卫生相关问题的一个平台，是向公众传播卫生政策信息和健康防病知识的一个窗口。在生活中遇到相关问题，公众可通过12320卫生热线进行咨询或投诉。

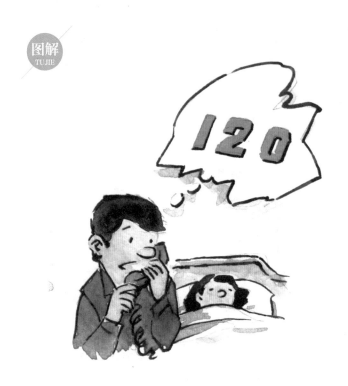

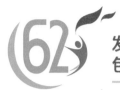

发生创伤出血量较多时，应立即止血、包扎；对怀疑骨折的伤员不要轻易搬动。

受伤出血时，应立即止血，以免出血过多损害健康甚至危及生命。小的伤口只需简单包扎即可止血；出血较多时，如果伤口没有异物，应立即采取直接压迫止血法止血。如果伤口有异物，异物较小时，要先将异物取出；异物较大、较深时，不要将异物拔出，在止血同时固定异物。处理出血的伤口时，要做好个人防护，尽量避免直接接触血液。

对怀疑骨折的伤员进行现场急救时，在搬移前应当先固定骨折部位，以免刺伤血管、神经，但不要在现场进行复位。如果伤势严重，应在现场急救的同时，拨打120急救电话。

图解
TUJIE

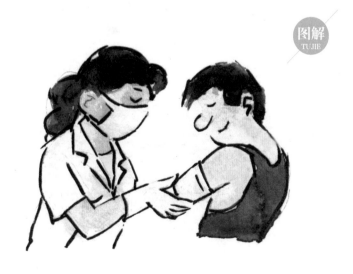

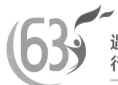

遇到呼吸、心跳骤停的伤病员，会进行心肺复苏。

心肺复苏（CPR）可以在第一时间恢复伤病员呼吸、心跳，挽救伤病员生命，主要用于抢救心肌梗死等危重急症以及触电、急性中毒、严重创伤等意外事件造成的呼吸心跳骤停伤病员。心肺复苏有三个步骤，依次是胸外心脏按压，开放气道，人工呼吸。胸外心脏按压即救护者将一只手掌根放在伤病员胸骨正中两乳头连线水平，双手掌根重叠，十指相扣，掌心翘起，两臂伸直，以髋关节为支点，用上半身的力量垂直按压。按压深度至少5厘米，按压频率至少100次/分钟，连续按压30次；用仰头举颏法打开气道；口对口人工呼吸（婴儿口对口鼻），吹气时间1秒钟，连续吹2口气。30次胸外按压、2次人工呼吸为1个循环，连续做5个循环，然后判断伤病员有无呼吸。如果无呼吸，继续做5个循环，直至复苏成功或救护车到来。

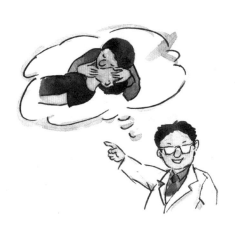

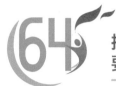

抢救触电者时，要首先切断电源，不要直接接触触电者。

抢救触电者之前，首先做好自我防护。在确保自我安全的前提下，立即关闭电源，用不导电的物体如干燥的竹竿、木棍等将触电者与电源分开。千万不要直接接触触电者的身体，防止救助者发生触电。

防止触电发生，学习安全用电知识。正确使用家用电器，不超负荷用电；不私自接拉电线；不用潮湿的手触摸开关和插头；远离高压线和变压器；雷雨天气时，不站在高处、不在树下避雨、不打手机、不做户外运动。

图解
TUJIE

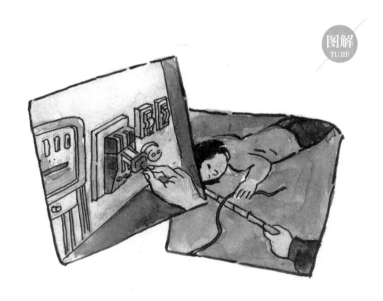

65 发生火灾时，用湿毛巾捂住口鼻、低姿逃生；拨打火警电话119。

突遇火灾时，如果无力灭火，应迅速逃生，不要顾及财产。由于火灾会产生炙热的、有毒的烟雾，所以在逃生时，不要大喊大叫，应当用潮湿的毛巾或者衣襟等物捂住口鼻，用尽可能低的姿势，有秩序地撤离现场。不要乘坐电梯、不要选择跳楼。

家庭最好配备家用灭火器、应急逃生绳、简易防烟面具、手电筒等火灾逃生用品。进入商场、宾馆、酒楼、影院等公共场所时，应首先熟悉安全通道，以备发生火灾时迅速从安全通道逃生。

发现火灾，应立即拨打119火警电话报警。准确报告火灾地址、火势大小；如有可能，尽量提供详细信息，如是否有人被困、是否发生爆炸或毒气泄漏等。在说不清楚具体地址时，要说出地理位置、周围明显建筑物或道路标志。

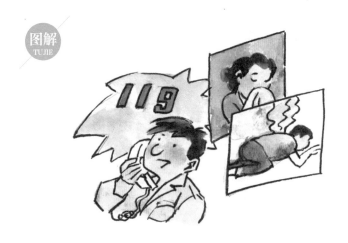

发生地震时，选择正确避震方式，震后立即开展自救互救。

地震时，身处平房或低层楼房，应迅速跑到室外空旷处。身处楼房高层，要迅速躲在坚固的家具旁、承重墙的内墙角或开间小的房间，远离门窗、外墙、阳台，不要跳楼，不要使用电梯。关闭电源、火源。室外要避开高大建筑物、玻璃幕墙、立交桥、高压电线等易发生次生灾害的地方。

如果地震被埋，要坚定生存信念；保存体力，不要大喊大叫；可用砖头、铁器等击打管道或墙壁发出求救信号。震后不要立即返回建筑物内，以防余震发生。

震后救护伤员时，要立即清理口鼻异物，保持呼吸道通畅；对出血部位及时止血、包扎；对骨折部位进行固定。

图解
TUJIE

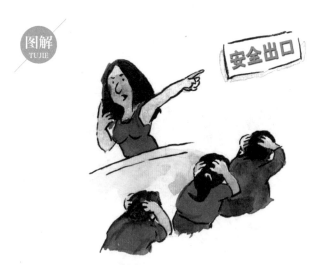